CONTRIBUTION A L'ÉTUDE

DE CERTAINS

PRINCIPES TOXIQUES

DES URINES

PAR LE

DOCTEUR OCTAVE DUPARD

ANCIEN INTERNE DES HOPITAUX DE GRENOBLE

ÉLÈVE DU SERVICE DE SANTÉ MILITAIRE

LYON

IMPRIMERIE LUCIEN DUC & FRANCIS DEMAISON

101, Grande Rue de la Guillotière, 101

1883

CONTRIBUTION A L'ÉTUDE

DE CERTAINS

PRINCIPES TOXIQUES DES URINES

LYON — IMPRIMERIE DE LA PROVINCE,

101, Grande rue de la Guillotière, 101

CONTRIBUTION A L'ÉTUDE

DE CERTAINS

PRINCIPES TOXIQUES

DES URINES

PAR LE

DOCTEUR OCTAVE DUPARD

ANCIEN INTERNE DES HOPITAUX DE GRENOBLE

ÉLÈVE DU SERVICE DE SANTÉ MILITAIRE

LYON

IMPRIMERIE LUCIEN DUC & FRANCIS DEMAISON

101, Grande Rue de la Guillotière, 101

1883

INTRODUCTION

Ainsi que l'indique le titre de notre thèse, nous nous sommes proposé l'étude de certains principes toxiques des urines.

Nous avons écarté les sels *minéraux* toxiques, tels que ceux de potasse et d'ammoniaque, pour nous occuper spécialement des poisons *organiques*, alcaloïdiques ou autres.

Nous avons eu surtout en vue les variations de ces poisons dans un certain nombre d'affections : pour cela nous avons fait des expériences que nous rapportons au cours de ce travail qui comprend cinq divisions :

1° Historique de la question.

2° Description du procédé dont nous nous sommes servi pour traiter les urines.

3° Analyse de nos expériences.

4° Chapitre médico-légal.

5° Conclusions.

Avant d'entrer dans le vif de notre sujet, nous prions Monsieur le professeur Lépine d'agréer l'hommage de notre bien respectueuse gratitude.

Cette thèse a été faite dans son laboratoire et sous son inspiration ; nous ne saurions oublier la bienveillance dont il a daigné nous honorer.

Nous sommes heureux d'adresser aussi tous nos remerciements à M. Guérin, pharmacien en chef de l'Antiquaille, qui nous a prêté son concours pour la partie exclusivement chimique de notre travail, avec une complaisance et une amabilité dont nous lui savons infiniment gré.

Merci enfin à M. Aubert, chef des travaux chimiques du laboratoire, qui nous a gracieusement donné, à diverses reprises, des renseignements que nous avons mis à profit.

CHAPITRE PREMIER

HISTORIQUE

En avril 1856, le professeur Panum, de Copenhague, alors à Kiel, insérait dans la *Bibliotek for Læger* un important mémoire qui a été le point de départ des recherches faites ultérieurement sur les poisons putrides. Ce travail, à cause de sa publication en langue danoise, demeura tout d'abord inconnu et ne fut analysé qu'en 1859 dans les *Schmidt's Jahrbücher*.

A partir de cette époque, O. Weber, Billroth, le prof. Bergmann (de Dorpat), en collaboration avec le prof. Schmiedeberg, et leurs élèves, puis MM. Fischer, Zuelzer et Sonnenschein firent connaître des substances plus ou moins semblables aux alcaloïdes qui se produisent dans l'économie sous l'influence d'états septiques. Un peu plus tard, Selmi, de Bologne, suivi par un grand nombre de ses compatriotes (1), montra que dans la putréfaction il se produit des substances alcaloïdes toxiques.

Parmi les nombreux travaux italiens sur les alcaloïdes animaux, je dois une mention particulière à ceux de MM. Paterni et Spica (2) « qui ont retiré de 1 kilogram. et demi de sang de bœuf *frais* des substances alcaloïdiques en employant les divers dissolvants usités pour l'extraction des alcaloïdes cadavériques. Ils ont ainsi obtenu un extrait acide de benzine, puis un extrait amylique et un extrait final avec le chloroforme. Sur ces divers extraits, ils ont essayé une longue série de réactions qu'il est inutile de rapporter ici.

Dans une autre expérience, ils ont opéré sur l'albumine de 300 œufs. Cette albumine, étendue de son volume d'eau, a été acidifiée avec l'acide sulfurique (ainsi que l'avait été le sang) et traitée par le procédé de Dragendorff pour l'extraction et la séparation des alcaloïdes. Ils ont obtenu les extraits suivants :

Extrait acide au moyen du pétrole.
» » de la benzine.
» » du chloroforme.

(1) Un travail des plus intéressants sur les ptomaïnes, celui des professeurs Guareschi et Mosso vient de paraître dans les *Archives italiennes de Biologie*.

(2) J'emprunte la traduction de ce mémoire au *Moniteur Scientifique*, 1882 tome 24, p. 580 et suivantes. — Ce memoire avait été précédé d'un travail de M. Spica (*Gazetta Chimica*, tome X) et de divers travaux de M. Paterni qui soutenait dès 1875 qu'en appliquant à tous les végétaux, y compris la daille et le foin, la méthode de Stass-Otto, on obtient des extraits pendant des recherches de ptomaïnes.

Extrait alcalin au moyen du pétrole léger.
» » de la benzine.
» » du chloroforme.
» » de l'alcool amylique.

Malheureusement, ces auteurs n'ont point expérimenté sur des animaux l'action de ces divers extraits, de sorte que leurs recherches, fort importantes au point de vue chimique, ne présentent, à notre point de vue spécial qui est l'étude de la toxicité des liquides animaux, que peu d'importance.

D'ailleurs une objection grave peut être faite à leur méthode d'extraction. En effet, d'après M. M. les professeurs Guareschi et Mosso, l'emploi de l'acide sulfurique peut à lui seul donner naissance à des alcaloïdes.

Selmi n'a pas seul le mérite de la découverte de ces produits cadavériques toxiques qu'il nomma ptomaïnes; en toute équité il doit le partager avec un savant français, M. Armand Gautier qui, dès 1873, mentionnait dans son *Traité de chimie appliquée à la physiologie*, le fait important de la formation d'alcaloïdes aux dépens des matières albuminoïdes qui se putréfient. Nous n'avons pas d'ailleurs à intervenir dans cette question de priorité si ardemment disputée; nous renvoyons au mémoire de M. Gautier (1).

Dans ce mémoire extrêmement remarquable *Sur les alcaloïdes dérivés des matières protéiques*, M. Gautier émet l'idée que des matières alcaloïdiques se forment normalement dans l'économie par le processus ordinaire

(1) *Journal de l'anatomie et de la physiologie*, 1881, T. 17, Page 333.

de la vie des tissus. On retrouve ces matières en plus ou moins grande quantité dans la bile, les urines, le suc musculaire : elles font partie nécessaire de certaines sécrétions normales très actives, telles que les venins qui leur doivent en partie leurs propriétés. Certaines de ces matières sont des bases alcalines : l'ammoniaque et les sels ammoniacaux, la triméthylamine, la névrine, la carnine, la créatine, et peut-être la créatinine sont de véritables alcalis que l'on peut extraire du suc musculaire, des urines, de la bile, etc., des animaux en pleine santé. La plupart de ces alcaloïdes ne sont pas vénéneux où ne sont que peu toxiques. Toutefois, il résulte des expériences de Meissner, de Perls, de Bogosslowssky, etc., que la créatine, même à assez faible dose, injectée sous la peau, produit des phénomènes d'abattement et de paralysie suivis de contractions tétaniques et d'accidents urémiques qui peuvent entraîner la mort.

Mais l'économie produit normalement des substances toxiques alcaloïdiques ou amidées infiniment plus toxiques encore. D'après les recherches de M. Georges Pouchet, (1) on peut retirer des urines normales un alcaloïde fixe, très oxydable, à chloraurate et chloroplatinate bien cristallisés et déliquescents, d'une énergie toxique considérable, stupéfiant, tétanisant les animaux et les tuant avec le cœur en systole.

L'intéressant travail de M. Pouchet porte sur les matières extractives de l'urine, c'est-à-dire — en nous rangeant à l'avis de Hepp — sur l'ensemble des corps autres

(1) Thèse inaugurale, Paris, 1880.

que les éléments minéraux, l'urée et l'acide urique (créatinine, xanthine, hypoxanthine, carnine, guanine, leucine, tyrosine, allantoïne, cystine — acides oxalurique, aspartique ? glutamique ? lactique, hippurique, benzoïque, succinique, phénique, taurylique ? damalurique ? damolique ? matières colorantes).

M. Pouchet s'est livré à des manipulations chimiques assez complexes dont voici un résumé succinct : L'urine était évaporée à une température de 70° à 80° jusqu'à ce qu'elle eût atteint une densité de 1,050, soit 7° Baumé, puis, traitée d'abord par l'acétate de baryum, ensuite par une solution d'hydrate de baryte en léger excès ; de la sorte les acides sulfurique, phosphorique et urique étaient précipités à l'état de sels de baryte. Le précipité contenait aussi de la sarkine, à l'état de combinaison barytique, au cas où l'urine était riche en cette dernière substance.

La liqueur provenant du traitement précédent était acidulée par l'acide acétique et évaporée à consistance sirupeuse ; par un repos prolongé, la créatine et la créatinine se déposaient à l'état cristallin.

Le liquide dans lequel on avait obtenu la cristallisation de ces deux corps était ensuite traité par l'acétate de cuivre en assez grand excès et évaporé au bain-marie presque à siccité : la masse était reprise par l'eau froide qui laisse à l'état de combinaison cuivrique insoluble la xanthine, la sarkine et la guanine.

La solution cuivrique précédente était additionnée d'ammoniaque en excès et d'azotate d'argent, puis abandonnée plusieurs jours dans un endroit froid. Il se formait un précipité contenant la carnine d'une façon constante, et quelquefois de l'allantoïne.

La liqueur, séparée du précipité précédent, privée de l'ammoniaque en excès par évaporation du cuivre, et de l'argent par un courant d'hydrogène sulfuré, était évaporée au bain-marie jusqu'à consistance sirupeuse. On ajoutait alors à deux ou trois reprises l'alcool contenant une petite quantité d'acide sulfurique, et on chauffait au bain-marie : on transformait ainsi en sulfates tous les sels minéraux, en éliminant à l'état d'éthers les acides volatils. Lorsque la liqueur ne dégageait plus d'éther, on l'additionnait dans un flacon de 15 à 20 fois son volume d'alcool froid. Les sulfates et les faibles quantités de créatine et de créatinine qui avaient échappé à la crisallisation antérieure déposaient.

C'est en cherchant à séparer et à caractériser la créatin et la créatinine que M. Pouchet a trouvé à côté de ces deux substances un troisième corps se comportant comme un alcaloïde, mais dont il n'a malheureusement pas pu effectuer l'analyse à cause de sa proportion extrêmement faible.

Tout ce qu'il est arrivé à constater, c'est que ce composé cristallise difficilement par une longue évaporation dans le vide en aiguilles déliées, très-déliquescentes, fort peu solubles dans l'alcool, insolubles dans l'éther, à réaction faiblement alcaline, et susceptibles de fournir avec les acides des sels cristallisés. Le chlorhydrate forme des pinceaux de longues et fines aiguilles groupées autour d'un point. M. Pouchet a réussi à effectuer des combinaisons doubles de ce chlorydrate avec les sels de platine, d'or et de mercure; combinaisons toutes déliquescentes, solubles dans l'eau, mais insolubles dans l'alcool et l'éther.

Ce chlorhydrate précipite en blanc jaunâtre le réactif de Nessler, et en jaune brun l'iodure de potassium ioduré.

Comme il n'y a pas de réduction du mercure après précipitation par le réactif de Nessler, cette propriété distingue ce corps de la créatinine qui produit une réduction immédiatement consécutive à la précipitation, et de la créatine qui réduit après un temps assez court ou à chaud.

La forme cristalline du chloroplatinate qui constitue de longs prismes orthorhombiques jaune d'or le différencie également de la névrine dont les cristaux de chloroplatinate sont des prismes clinorhombiques ou des tables hexagonales rouge orangé.

La solubilité de ce même chloroplatinate dans l'eau et son insolubilité dans l'alcool et l'éther le différencient également du chloroplatinate de lécithine qui, lui, est soluble dans l'éther et insoluble dans l'alcool.

Le chloraurate constitué par de longues aiguilles jaune-serin, très solubles dans l'eau, le distingue également du chloraurate de névrine qui est fort peu soluble dans l'eau, surtout à froid, et qui est formé de grains cristallins de forme non définie.

M. Pouchet se demande si ce corps serait l'oxynévrine déjà signalée par M. Liebreich comme existant normalement dans l'urine, envisagée par lui comme un produit d'oxydation de la névrine et reconnue par M. Scheibler identique à un alcaloïde extrait de la betterave et qu'il a appelé *bétaïne*. M. Pouchet ne résout pas la question et attend, pour donner un nom particulier au corps qu'il a décrit, d'avoir isolé ce corps en quantité suffisante pour étudier complètement ses propriétés et en faire l'analyse rigoureuse.

Cet alcaloïde est accompagné dans les urines normales (1) d'une substance azotée incristallisable, très vénéneuse, ainsi que l'a reconnu M. Rochefontaine, ne précipitant que par le tannin et le réactif de Nessler, mais ne paraissant pas franchement basique. Chose remarquable, sa composition se confond presque avec celle de certains venins très actifs, et avec celle du ferment pancréatique analysé par Hüfner et extrait de la glande par la glycérine.

Ces découvertes intéressantes expliquent le fait curieux signalé par Cl. Bernard, et jusqu'ici non expliqué, à savoir que l'urine des mammifères est toxique pour la grenouille.

En suivant une autre méthode que M. Pouchet, M. le professeur Bouchard a constaté la présence d'alcaloïdes dans les urines au cours de certaines maladies infectieuses (2). Ses recherches ont porté sur un grand nombre de cas de fièvre typhoïde, sur deux cas de pneumonie infectieuse, sur un cas de pleurésie infectieuse et sur un cas d'ictère développé au cours de la phthisie pulmonaire, ictère que la coïncidence d'une néphrite infectieuse a fait juger infectieux.

(1) Armand Gautier.. Sur les matières vénéneuses produites par l'homme et les animaux supérieurs. *Moniteur scientifique* t. XI. page 737.

(2) Comptes-rendus hebdomadaires des séances de la *Société de biologie*, n° 30. 12 août 1882 p. 604.

Les urines afférentes à ces diverses affections étaient alcalinisées par la lessive de soude et agitées avec l'éther sulfurique. Après séparation des deux liquides par le repos, l'éther surnageant était décanté et de nouveaux lavages successifs par l'éther étaient effectués. Tous les liquides éthérés mélangés et filtrés étaient rapidement évaporés. Le résidu était repris par un peu d'eau acidulée par l'acide sulfurique. Dans cette solution aqueuse se trouvaient les alcaloïdes à l'état de sulfates. Leur présence était démontrée par l'iodure double de mercure et de potassium qui donnait un précipité blanc, jaunâtre ou verdâtre qui se dissolvait à chaud, se précipitait de nouveau par le refroidissement, et qui était soluble dans l'alcool et dans l'éther. La solution aqueuse précipitait en jaune clair par l'acide picrique, en brun par le réactif iodo-ioduré. En présence du ferrocyanure de potassium et du perchlorure de fer, elle donnait naissance à du bleu de Prusse.

M. Bouchard avait donc affaire à des alcaloïdes, qui présentaient un caractère commun avec les alcaloïdes cadavériques. Leur quantité était toujours très faible, elle n'a pas été dosée, mais n'a pas paru dépasser un milligramme par journée de fièvre typhoïde.

M. Bouchard a injecté ces alcaloïdes, sous la peau, à des lapins et des cochons d'Inde pour observer leur toxicité, et n'a, dit-il, rien obtenu, si ce n'est dans un cas la dilatation de la pupille avec accélération excessive des battements du cœur. Il ajoute que ces expériences sont à reprendre, car il n'a agi qu'avec des doses extrêmement faibles de l'agent supposé toxique.

Plus récemment, M. le professeur Bouchard a complété la note précédente par un court exposé publié dans la *Revue de médecine.* Il pense, contrairement à MM. Gautier et Pouchet, que les alcaloïdes rencontrés dans l'urine sont d'origine *non animale,* mais *végétale.* Il a trouvé dans quatre litres d'urine normale des traces manifestes d'alcaloïdes en agitant avec de l'éther l'urine non évaporée, mais ce fait ne modifie pas ses conclusions, parce qu'il pense que ces alcaloïdes proviennent du tube intestinal. Voici d'ailleurs les propres termes de M. Bouchard :

« Il se peut que, à l'état normal, des alcaloïdes végétaux soient fabriqués dans l'intestin, résorbés, versés dans le sang, éliminés par les urines.

« J'ai pu vérifier la réalité de cette hypothèse. Toutes les matières fécales fraîches renferment des alcaloïdes, toutes celles au moins que j'ai examinées, et mes recherches ont porté sur les matières de l'homme sain, sur la diarrhée putride et sur la diarrhée typhique. La quantité de matières fécales dépasse dans une proportion énorme la quantité des alcaloïdes urinaires.

« Les alcaloïdes des matières fécales normales sont multiples. Il en est qui sont solubles dans l'éther; d'autres insolubles dans l'éther, sont solubles dans le chloroforme. Ces derniers sont généralement plus abondants que les alcaloïdes solubles dans l'éther. Traités par l'iodure double de mercure et de potassium, il en est qui donnent un précipité insoluble à froid, à la façon de la quinine ou de la strychnine ; il en est qui donnent un précipité à peine marqué à la morphine, mais qui précipitent abondamment par le réactif iodo-ioduré. Les alcaloïdes extraits par l'éther donnent d'ordinaire une coloration bleue immédiate en présence du mélange de ferrocyanure de potassium et de perchlorure de fer. La formation du bleu de Prusse s'est faite très lentement, à l'aide d'alcaloïdes extraits par le chloroforme.

« La richesse des matières fécales en alcaloïdes est proportionnée à l'intensité des fermentations intestinales. Dans un cas de diarrhée putride provoquée par l'ingestion d'un mets indigeste, mais non gâté, diarrhée arrivée au 7e jour de son évolution et caractérisée par des évacuations gazeuses et liquides, fréquentes plus qu'abondantes, sans coliques et sans fièvre, j'ai pu estimer par l'examen microscopique, que la partie liquide des déjections était constituée environ pour un tiers par des microbes. J'ai pu extraire de douze grammes de ces matières des alcaloïdes en quantité telle que je les évalue approximativement à plus de quinze milligrammes par kilogramme. Les alcaloïdes dans les urines, toujours en proportion moindre que dans les matières fécales, sont plus ou moins abondants suivant qu'il y a plus ou moins d'alcaloïdes dans les matières alvines. Dans le cas de diarrhée putride dont je viens de parler, les urines contenaient quarante à cinquante fois plus d'alcaloïdes qu'à l'état normal.

« Les caractères chimiques constatés sur les alcaloïdes des matières fécales peuvent se retrouver dans les alcaloïdes urinaires. Si, chez un individu, on constate que les matières intestinales contiennent peu d'alcaloïdes solubles dans l'éther et beaucoup d'alcaloïdes solubles dans le chloroforme, on trouvera dans ses urines très peu d'alcaloïdes à l'extraction par l'éther et plus d'alcaloïdes à l'cxtraction par le chloroforme.

« Si l'on parvient à diminuer la quantité des alcaloïdes en dissolution dans le liquide intestinal, on voit diminuer notablement la quantité des alcaloïdes urinaires. J'ai recueilli parallèlement, chez des malades atteints de fièvre typhoïde, les matières alvines et les urines. A quelques-uns des malades, j'administrais la poudre de charbon végétal à haute dose, une cuillerée à bouche toutes les deux heures. Chez eux, les matières alvines filtrées ne contenaient que fort peu d'alcaloïdes ; leurs urines n'en renfermaient que des traces. Chez les malades qui n'avaient pas été soumis à l'action du charbon, je trouvais les alcaloïdes en notable proportion dans les déjections et dans les urines. Je suppose que, chez les premiers, les alcaloïdes continuaient à se former dans l'intestin, mais étaient en partie retenus à la surface du charbon et ainsi soustraits à l'absorption.

« Tous ces faits me permettent de me représenter de la façon suivante l'économie des alcaloïdes dans les organismes vivants :

« Il existe des alcaloïdes, à l'état normal, dans le corps des individus vivants.

Ces alcaloïdes sont fabriqués dans le tube digestif et sont vraisemblablement élaborés par les organismes végétaux, agents des putréfactions intestinales.

« Les alcaloïdes des urines normales représentent

une partie des alcaloïdes de l'intestin, absorbés par la muqueuse digestive et éliminés par les reins.

Les maladies qui exagèrent les putréfactions intestinales augmentent, par ce procédé, la quantité des alcaloïdes urinaires.

Tout en considérant comme probable que les alcaloïdes peuvent, dans certaines maladies infectieuses, avoir pour origine les microbes répandus dans les tissus ou dans les humeurs, il parait certain que, dans la fièvre typhoïde, une partie au moins des alcaloïdes urinaires est de provenance intestinale. (1)

Sans citer ni Cl. Bernard, ni les travaux récents de nos compatriotes, le Dr. Bocci (de Rome) a fait paraître, à la fin de l'année dernière, une note dans le *Centralblatt* sur l'action toxique de l'urine humaine, renfermant tous les faits qu'il a depuis publiés plus longuement dans un n° de l'*Archivio* paru cette année.

Voici la traduction littérale de cette note :

« L'urine humaine normale, injectée dans la peau des grenouilles, peut paralyser ces animaux et même amener leur mort.

« Cette action paralysante de l'urine varie chez un même individu suivant les heures de la journée ; elle est, toutes choses égales, plus marquée dans l'urine après le repas.

« Elle varie suivant l'âge ou le sexe ; plus marquée chez l'homme dans la force de l'âge, moindre chez la femme, l'enfant ou le vieillard.

(1) *Rev. de Méd.* 1882, 10 octobre.

« Toutes les grenouilles ne sont pas d'ailleurs également susceptibles.

« Chez les rats, le cochon d'Inde et les lapins, elle agit beaucoup plus faiblement que chez la grenouille ; elle produit tout au plus une dépression passagère, jamais une paralysie.

« L'injection de l'urine dans le cœur est plus active que l'injection sous-cutanée. L'imbibition par la peau agit localement. Le cœur sanguin de la grenouille n'est pas atteint primitivement, mais les cœurs lymphatiques le sont.

« Les nerfs sensitifs et les centres réflexes ne sont pas atteints primitivement. La fonction des terminaisons nerveuses ne cesse que lorsque la mort arrive.

« L'irritabilité musculaire n'est que peu affectée ; au contraire, l'excitabilité des nerfs moteurs est rapidement et complètement annihilée. Une diminution progressive, rapide, précède l'annihilation de l'excitabilité ; elle s'accuse par le fait que l'excitation électrique des nerfs moteurs ne détermine plus de contraction à proprement parler, mais de simples contractions fibrillaires.

« Ainsi l'action toxique de l'urine humaine normale peut être comparée à celle du curare. » (1)

Tout récemment le Dr Schiffer, dans une communication faite à la *Société de médecine interne de Berlin*, le 9 avril de cette année, et publiée la semaine sui-

(1) *Deutsch medicinische Kochenschrift.* 1883. No 16.

vante (1) s'est également occupé du principe toxique de l'urine normale. Ses recherches ont été faites dans le laboratoire du professeur Baumann à Berlin.

Pour précipiter les sels de potasse et d'ammoniaque, il indique trois procédés :

1° Additionner l'extrait alcoolique de l'urine, alternativement d'acide tartrique et d'acétate de soude.

2° Ajouter à l'extrait alcoolique du chlorure de platine, le platine est ensuite précipité par l'hydrogène sulfuré ; le filtrat est évaporé et le résidu repris par l'eau.

3° Ajouter à l'urine une mixture de baryte, précipiter la baryte en excès par l'acide sulfurique, filtrer, évaporer le filtrat et le reprendre par l'alcool, qui, comme on sait, dissout très peu les sulfates.

Ainsi obtenu, l'extrait de l'urine de l'homme, du chien ou du lapin s'est montré toxique lorsqu'il était injecté à des grenouilles.

Pour les symptômes observés chez ces animaux, il faut distinguer deux stades ; d'abord un stade de dépression, puis un stade d'irritation. L'animal montre de la paresse; ses mouvements sont pénibles, il ne saute plus et se laisse étendre sur le dos. Pour cela, il faut, suivant la dose, entre un quart d'heure et une demi-heure. Puis, la respiration, d'abord accélérée, devient lente et enfin cesse.

Le deuxième stade, qui fait suite au premier, se manifeste tout d'abord par des contractions fibrillaires ; puis viennent des contractions toniques ou cloniques, soit

(1) *Centralblatt*. 1882. p. 51.

réflexes, soit spontanées. Si la dose est assez forte, la mort arrive au milieu de contractions tétaniques; si la dose est faible, l'animal se remet au bout de quelques heures.

Après la mort, le cœur continue à battre pendant des heures, 10 à 12 fois par minute, et quand il a cessé de battre, on peut encore provoquer le retour de quelques battements par des excitations mécaniques énergiques.

L'irritabilité musculaire est conservée; les centres nerveux sont paralysés, on peut exciter la moelle avec des courants électriques énergiques, il n'y a pas de réaction; l'attouchement de la peau avec de l'acide acétique fort ne provoque aucun réflexe. Quant à l'excitation des nerfs, près des centres. elle est sans résultats; plus on se rapproche du muscle, plus on obtient facilement sa contraction. Mais au bout d'un certain nombre d'heures, toute trace d'excitabilité nerveuse a disparu, l'irritabilité musculaire demeurant intacte. Ainsi ce sont tout d'abord les centres nerveux qui sont paralysés, et la paralysie progresse du côté de la périphérie. Aussi M. Schiffer ne peut-il comprendre que M. Bocci ait attribué au principe toxique de l'urine une action analogue à celle du curare. Ce serait plutôt le contraire qui serait vrai.

Pour produire les effets sus-indiqués, il suffit d'une petite quantité d'urine; l'extrait de 50 centimètres cubes d'urine humaine suffit pour tuer 2 ou 3 grenouilles. Avec l'extrait d'un litre ou d'un litre et demi on peut tuer un lapin. Ces animaux présentent les mêmes symptômes que les grenouilles, seulement la mort arrive dans un accès de tétanos.

Ces symptômes ont une certaine ressemblance avec ceux que Baumann et Gergens ont attribués à la guanidine, on pourrait dès lors penser à la créatinine qui est l'anhydride de l'acide méthylguanidinacélique. D'après Ranke, les solutions de créatine pure à forte dose (jusqu'à un décigramme) sont sans action sur les grenouilles. M. Schiffer a précipité dans l'urine la créatinine par la méthode de Neubauer, or cette urine ne s'est pas montrée moins toxique.

M. Schiffer n'a pas réussi à préparer à l'état de pureté cette substance toxique. Elle est soluble dans l'eau et l'alcool concentré, surtout par la chaleur, mais elle est difficilement soluble dans l'alcool absolu. Il a traité l'urine soit acide, soit alcaline, à chaud par l'éther, l'éther de pétrole, l'alcool amylique et le chloroforme; il n'a pas réussi à obtenir cette substance, il n'a pas réussi davantage par la dialyse, etc.

Quant à l'origine de cette substance, on pense tout d'abord aux alcaloïdes de la putréfaction, d'autant plus que Brieger a récemment obtenu dans les premières heures d'une digestion artificielle de matières albuminoïdes, une substance analogue aux alcaloïdes de la putréfaction ; mais il y a des différences entre la péptotoxine de Brieger et la substance toxique de l'urine, tant au point de vue chimique qu'au point de vue physiologique. Brieger a vu ses animaux (grenouilles et lapins) tomber en sopor et mourir, sans période antécédente de crampes, tandis que la substance toxique de l'urine produit des convulsions toniques et cloniques. En second lieu, la péptotoxine est soluble dans l'alcool amylique à chaud, tandis que la substance toxique de l'urine y est absolument insoluble. Peut-être existe-t-il plusieurs alcaloïdes de la putréfaction et de la digestion ; peut-être aussi éprouvent-ils des modifications dans l'organisme.

En terminant, M. Schiffer rapporte une expérience prouvant que la substance en question existe dans le sang : cinq lapins sont saignés, leur sang reçu dans l'alcool à 96° ; après avoir porté le mélange à une douce température, on filtre, le filtrat est évaporé à siccité ; on reprend par l'eau chaude et on injecte cette solution sous la peau d'un lapin. Au bout d'une demi-heure l'animal était somnolent ; cet état, après des alternatives, s'aggrava, l'animal ne pouvait supporter sa tête. Au bout d'une heure et demie se montrèrent de courtes convulsions cloniques ; une demi-heure après, il était mort. L'autopsie ne révéla rien de particulier ; le sang n'offrait rien d'anormal.

CHAPITRE II

PROCÉDÉ OPÉRATOIRE

Pour étudier physiologiquement l'action des principes toxiques contenus dans les urines à l'état pathologique, nous n'avons pas employé les procédés d'extraction suivis par MM. Pouchet et Bouchard. En effet, ces procédés ne pouvaient nous permettre d'extraire la totalité de ces principes actifs — d'ailleurs peu connus — qui ne peuvent être séparés par le procédé général des dissolvants (éther, chloroforme, alcool amylique, etc...) employés directement après avoir alcalinisé le milieu.

Les alcaloïdes s'extraient déjà difficilement par ce procédé ; l'agitation fréquente d'un liquide alcalinisé avec un des dissolvants précités n'enlève jamais la totalité de l'alcaloïde au liquide alcalin, et l'on conçoit aisément que les principes toxiques des urines n'étant pas tous alcaloïdiques, peuvent échapper plus ou moins complètement à l'action de ces dissolvants (éther, chloroforme, etc)....

D'autre part, lorsqu'on évapore les liquides extracteurs, quelles que soient les précautions employées, on s'expose toujours à la perte d'une partie des alcaloïdes volatils que l'on rencontre toujours en plus ou moins grande quantité dans les urines. Cet inconvénient est surtout considérable lorsqu'il s'agit de l'évaporation de l'acool amylique, dont le point d'ébullition élevé et la faible tension de vapeurs augmente considérablement la durée de l'évaporation, et par conséquent les chances de perte.

Dans le procédé que nous avons employé, nous avons eu spécialement en vue d'éliminer celles des substances minérales réputées toxiques que renferment les urines (1), plutôt que d'isoler à *l'état de pureté* — opération fort difficile et qui n'a pas encore été faite — les principes toxiques d'origine organique qui ont fait l'objet de nos recherches. Nous avons utilisé l'action dissolvante de l'alcool sur ces mêmes principes organiques.

Nous avons opéré, à peu près chaque fois, sur 50 centim. cubes d'urine, cette quantité étant généralement suffisante pour l'étude des substances que nous expérimentions. Les 50 cent. cubes d'urine étaient évaporés à une température de 40°, jusqu'à sicccité complète. Pour hâter la dessication et obtenir un résidu très divisé, nous ajoutions dans la capsule renfermant l'urine, et avant l'évaporation complète, une certaine quantité de sable siliceux.

La dessication une fois obtenue, le résidu broyé avec

(1) Sels de potasse et d'ammoniaque

soin était traité par l'alcool absolu et complètement épuisé par ce liquide employé par fractions successives. Les liquides alcooliques, réunis et filtrés, étaient alors additionnés d'une petite quantité d'acétate de soude (un centimètre cube de solution saturée à froid) puis, peu à peu d'une solution alcoolique d'acide tartrique, jusqu'à cessation de tout précipité et acidité franche du milieu.

Nous précipitions ainsi la potasse et l'ammoniaque à l'état de bitartrates complètement insolubles dans ce milieu, tandis que les acides primitivement unis à ces deux alcalis s'unissaient à la soude de l'acétate introduit.

Après un repos de douze heures en moyenne, le liquide était filtré et soumis à l'évaporation complète dans l'étuve à 40°. Ce deuxième résidu était alors repris par quelques centim. cubes d'eau distillée et filtré soigneusement. Le volume total du liquide filtré était porté chaque fois, par une addition convenable d'eau distillée, à 5 centim. cubes. Nous obtenions ainsi un liquide parfaitement limpide, à réaction légèrement acide, qui était injecté directement dans le sac dorsal de la grenouille. Au début de nos expériences nous injections une dose de deux centim. cubes de liquide; plus tard, nous n'avons plus employé que un centimètre cube de la solution, quantité jugée parfaitement suffisante.

Au lieu de précipiter la potasse et l'ammmoniaque par l'acide tartrique, nous avons également utilisé, dans le principe, la propriété que possède le chlorure de platine, de fournir des chloroplatinates de potasse et d'ammoniaque insolubles dans un milieu alcoolique.

Le liquide, après filtration, était débarrassé de l'excès de sels platiniques par un courant prolongé d'hydrogène sulfuré. Ce procédé paraît, en l'espèce, plus recommandable que le premier, mais nous l'avons abandonné, n'étant pas sûr que le chlorure de platine ne précipitât que l'ammoniaque et la potasse. Les chloroplatinates d'alcaloïdes ne sont pas tous, en effet, solubles dans l'alcool comme les chloroplatinates des amines. De plus, comme il existe dans les urines d'autres corps non basiques constituant une partie des principes toxiques, nous ignorions s'ils ne risquaient pas d'être précipités.

Nous avons recueilli aussi des liquides d'épanchements pleurétiques et ascitiques : nous leur avons fait subir le même traitement qu'aux urines, et fait les mêmes expériences avec les grenouilles.

CHAPITRE III

EXPÉRIENCES

Nous rapporterons, dans ce chapitre, nos expériences, non d'après leur rang chronologique, mais en les groupant suivant un ordre nosologique, ce qui offrira plus d'intérêt, et permettra de faire des comparaisons. Nous avons recueilli les urines de malades appartenant au service de clinique médicale de M. le professeur Lépine, à l'Hôtel-Dieu.

Expérience 1

Salle Sainte-Elisabeth, n° 25. Pierre-Joseph M., 23 ans, chauffeur, entré le 17 avril, mort le 10 juin.

Diagnostic : *ramollissement des sommets.*

Ce malade offre tous les signes d'une tuberculisation des deux poumons à la période de ramollissement. Sa température dépasse 39° le soir et 38° le matin.

Nous traitons 50 centimètres cubes de son urine du 5 juin, comme il a été dit. Elle contient 20 gr. 50 d'urée par litre.

1° Le 15 juin, injection de 2 seringues de Pravaz de l'extrait de cette urine (1) à une petite grenouille, à 3 h. 1/4 du soir.

— Mort de la grenouille le 16 juin à 9 h. du matin.

— Autopsie: cœur gros. Ventricule mou.

2° Injection du même liquide le 16 juin à 3 h. du soir, à une grosse grenouille (2 seringues de Pravaz.)

— Mort de la grenouille le 19 à 8 h. du matin.

— Autopsie : cœur petit.

Expérience 2

Salle Ste-Elisabeth, n° 35. Adrien C., 33 ans, frotteur, entré le 25 mai, mort le 23 juin.

Diagnostic : *Ramollissement des sommets.*

Ce malade n'offre rien de particulier à signaler.

Sa température dépasse 38° le matin, le soir elle atteint quelquefois 40 degrés.

— Nous traitons 50 centimètres cubes de son urine du 2 juin (10 gr, 10 d'urée par litre.)

— Le 15 juin, à 3 h. 1/4 du soir, injection de l'extrait de cette urine (2 seringues de Pravaz) à une petite grenouille.

(1) Nous croyons devoir rappeler, pour la parfaite intelligence du texte, que l'extrait des 50 centimètres cubes d'urine sur lequel nous opérons, est de 5 centimètres cubes de liquide.

La capacité de notre seringue de Pravaz, peut être considérée comme sensiblement égale à un centimètre cube.

Une seringue contient donc l'extrait de 10 centimètres cubes d'urine.

Celle-ci vivait encore le 18 au soir, offrait un peu de convulsibilité, et a été trouvée morte le 19 au matin.

Autopsie : cœur normal.

Expérience 3

Salle Ste-Elisabeth, no 36. Jean J., 20 ans, boulanger, entré le 29 mai.

Diagnostic : *Ramollissement des deux sommets.*

Épanchement moyen à gauche. Pour tout le reste, symptômes ordinaires de l'état pathologique précité. Température : environ 39° matin et soir.

Urine du 8 juin, (20 gr. 50 d'urée par litre) 50 centimètres cubes.

Injection de l'extrait de cette urine (2 seringues) le 16 juin, à une grosse grenouille qui a survécu.

Expérience 4

Salle Ste-Elisabeth. X., 21 ans, cultivateur. Entré le 21 février, mort le 15 juin.

Diagnostic : *Ramollissement des sommets.*

Rien de remarquable à signaler.

Urine du 8 juin, 17 gr. 50 d'urée par litre 50 centimètres cubes.

— 1° Injection de l'extrait de cette urine (2 seringues) le 15 juin, à 3 h. 1/4 du soir, à une grosse grenouille.

Mort le 16 à 9 h. du matin.

Autopsie : Ventricule petit — oreillette grosse.

— 2° Injection le 16 juin, à 3 h du soir, du même extrait (2 seringues) à une grosse grenouille.

Mort : le 18 à 8 h. 1/2 du matin.

Autopsie : cœur ordinaire; oreillette un peu dilatée.

3° *Post mortem*. Urine prise dans la vessie du cadavre, le 15 juin.

Injection de l'extrait de 50 centimètres cubes de cette urine (2 seringues) à une petite grenouille.

Urée : 18 gr. 50 par litre.

Mort en une demi-heure.

Autopsie : cœur gros.

Il restait beaucoup du liquide injecté, dans le sac dorsal.

4° Nouvelle injection de ce même extrait (2 seringues) à une petite grenouille.

Mort en 1/2 h.

Autopsie : cœur gros.

Expérience 5

Salle Ste Marie, no 34. Louise L., 23 ans, entrée le 23 juin.

Diagnostic : *Ramollissement des sommets*.

Rien de remarquable à signaler, sinon beaucoup de fièvre.

Urine du 10 juillet, 50 centimètres cubes.

12 gr. 50 d'urée par litre.

L'injection d'une seringue de l'extrait de cette urine dans le sac dorsal d'une petite grenouille n'a pas donné de résultat.

RÉFLEXIONS. — *D'après nos expériences, il semble que l'urine des phthisiques est fort peu toxique. La mort des grenouilles n'est survenue que de longues heures après l'injection, même dans un cas elle n'est point arrivée. — Aucune relation précise entre la quantité d'urée et le degré de toxicité — cependant l'urine retirée de la vessie, après la mort, a été, dans un cas, extrêmement toxique, puisque celle du n° 37 a tué les grenouilles, et à deux reprises, en une demi-heure.*

Expérience 6

Salle Ste-Elisabeth, no 8. François N., 56 ans, entré le 5 juin.

Diagnostic : *Cirrhose atrophique du foie.*

Alcoolique; foie petit; ascite considérable; pas d'ictère vrai, teinte hémaphéique de la peau; cachexie.

Urine du 6 juin. 50 centimètres cubes.

Urée : 24 grammes par litre.

1° Injection de l'extrait de cette urine, le 15 juin, à une grosse grenouille (2 seringues) à 3 h. 1/4 du soir.

Mort à 4 h. 1/4.

Autopsie : cœur petit.

2° Injection, le 16 juin à 3 h. du soir de ce même extrait (2 seringues), à une grosse grenouille.

Mort : le 17, à 9 h 1/2 du matin.

Autopsie : cœur petit.

Expérience 7

Salle Ste Elisabeth, n° 27. François B., 52 ans, camionneur. Entré le 26 mai.

Diagnostic : *Cirrhose.*

Alcoolique; ictère; troubles digestifs; tuméfaction de l'abdomen; amaigrissement.

Urine du 16 juillet : 50 centimètres cubes.

Urée : 15 gr. par litre.

1o Injection de l'extrait de cette urine (une seringue) à une petite grenouille, le 21 juillet.

Mort en 8 h.

Autopsie : cœur petit.

2° Injection de ce même extrait (environ une seringue) le 23 juillet à une petite grenouille. Le liquide est concentré de telle sorte qu'une seringue correspond à une quantité d'urine contenant 0, 40 centigrammes d'urée.

Mort en 3/4 h.

Autopsie : cœur gros.

RÉFLEXIONS. — *L'urine des deux malades atteints de cirrhose paraît assez toxique. Avec celle du n° 8, nous avons obtenu la mort d'une première grenouille en une heure, puis celle d'une seconde en 18 heures et demie. Cet écart sensible provient, à n'en pas douter, d'une différence dans la susceptibilité des deux grenouilles. Avec l'urine du n° 27, nous avons obtenu la mort en 8 heures dans un cas, en 3/4 d'heure dans un autre.*

Notons que l'urine de ces deux cirrhotiques contenait une assez notable proportion d'urée, notamment celle du n° 8.

Expérience 8

Salle Ste-Elisabeth, n° 48. X., 25 ans, menuisier. Entré le 16 juin, mort le 2 juillet.

Diagnostic — *Fièvre typhoïde*

Symptômes intestinaux très accusés. Etat général grave. Délire. Adynamie. Température élevée. Pas de symptômes thoraciques. Bains froids.

Urine du 19 juillet : 50 centimètres cubes.

Urée : 22 gr. 50 par litre.

1° Injection de cette urine, (2 seringues) le 26 juillet, à une petite grenouille.

Mort en 1/4 h.

Autopsie : cœur normal.

2 Injection, le 27 juillet, de la même urine (une seringue) à une petite grenouille.

Mort en 1 heure.

Autopsie : cœur normal.

Le 2 juillet (Urine retirée de la vessie du cadavre)

Urée : 28 gr. 75 par litre.

Injection de l'extrait de cette urine, le 15 juillet, à une petite grenouille. (une seringue) Mort en 1/4 h.

Cœur normal, un peu petit.

Expérience 9

Salle Ste Elisabeth, nº 12. Louis P., 18 ans, domestique Entré le 12 juillet.

Diagnostic: *Fièvre typhoide*

Etat général relativement bon. Pas de délire ni d'adynamie. Fièvre modérée.

Urine du 15 juillet : 50 centimètres cubes.

Urée : 26 gr. 25 par litre.

1º Injection, le 21 juillet, de l'extrait de cette urine (une seringue) à une petite grenouille.

Mort en 24 heures.

Autopsie : cœur normal.

2º Injection (environ une seringue) de ce même extrait, le 23 juillet, à une petite grenouille. Le liquide est concentré de telle sorte qu'une seringue correspond à une quantité d'urine contenant 0, 40 centigrammes d'urée.

Mort en 1 heure, *aprés exagération de l'excitabilité*

Autopsie : Ventricule très dilaté.

RÉFLEXIONS. — *L'urine du premier typhique n° 48 a été extrêmement toxique ; celle du second, beaucoup moins.*

Cette différence s'explique, selon nous, par les symptômes des deux malades qui ont été aussi peu comparables que possible en intensité. Nous signalerons un rapport assez direct entre le chiffre de l'urée et le degré de la toxicité de l'urine.

Expérience 10

Salle Ste Elisabeth, n° 2. R., 58 ans, journalier. Entré le 13 avril.

Diagnostic. — *Pleurésie purulente. — Empyème.*

Le malade a guéri.

Urine du 12 juin, 50 centimètres cubes.

Urée : 7 gr. 50 par litre.

Injection de l'extrait de cette urine (2 seringues) à une grosse grenouille.

Mort en un quart d'heure.

Autopsie : cœur gros.

Expérience 11

Salle Ste-Elisabeth, n° 45. X., 59 ans, concierge. Entré le 13 mai, mort le 3 juillet.

Diagnostic : *pleurésie purulente.*

Ce malade avait d'abord une pleurésie simple qui s'est, plus tard, transformée en pleurésie purulente sous l'influence d'un mauvais état général. Il est mort après avoir refusé l'empyème.

1° Injection de l'extrait de 50 centimètres cubes du liquide de l'épanchement purulent retiré le 22 juin par la thoracentèse.

Cette injection est faite le 29 juin (une seringue) à une petite grenouille.

Mort en 2 heures et demie.

Autopsie : cœur ordinaire.

2° Urine *ante mortem* : 50 centimètres cubes.

Urée : 36 gr. 75 par litre.

Injection de l'extrait de cette urine (une seringue) à une petite grenouille le 16 juillet.

La mort n'est point survenue.

Expérience 12

Salle Ste-Elisabeth, n° 7. X., cultivateur, 66 ans. Entré le 13 juin, mort le 8 juillet.

Diagnostic : *Pleurésie purulente.*

Liquide de l'épanchement purulent retiré le 30 juin : 50 centimètres cubes.

1° Injection de l'extrait de ce liquide (une seringue) le 11 juillet, à une petite grenouille.

Mort en un quart d'heure.

Autopsie : cœur petit.

2° Injection du même extrait le 12 juillet à une petite grenouille (une demi-seringue).

Mort en 2 heures. *L'excitabilité a été augmentée.*

Autopsie : cœur petit.

3° *Post mortem* : liquide d'épanchement trouvé dans la plèvre, à l'autopsie. Injection de l'extrait de 50 centimètres cubes de ce liquide à une petite grenouille (une seringue) le 15 juillet.

— Mort en 1 heure et demie.

Autopsie : cœur petit.

4o Liquide de l'épanchement purulent retiré le 9 juin, laissé se putréfier au laboratoire et repris le 19 juillet : 50 centim. cubes.

Injection de l'extrait de ce liquide :(une seringue) à une petite grenouille, le 23 juillet.

Mort en une heure.

Autopsie : cœur normal.

Expérience 13

Salle Ste Marie, n° 39. Jeanne D., 93 ans, journalière. Entrée le 26 juin.

Diagnostic : *Rétrécissement mitral. Emphysème pulmonaire. Pleurésie simple.*

Liquide d'épanchement pleural (citrin) dû 2 juillet.

1° Injection de l'extrait de 50 centimètres cubes de ce liquide, le 11 juillet, à une petite grenouille (une seringue).

Mort en une demi-heure.

Autopsie : cœur petit.

2° Injection de ce même extrait (une demi-seringue) à une petite grenouille, le 12 juillet.

Mort en une demi-heure.

Autopsie : cœur petit.

Expérience 14

Salle Ste Elisabeth, n° 13. Marie F., 48 ans, cantonnier. Entré le 27 juin.

Diagnostic : *Pleurésie simple*

1° Liquide d'épanchement du 11 juillet (citrin) : 50 centim. cubes.

Injection de l'extrait de ce liquide (une seringue) à une petite grenouille, le 14 juillet.

Mort en 4 heures.

Autopsie : cœur gros, ventricule en diastole.

2° Liquide d'épanchement (citrin) du 18 juillet (beaucoup de fibrine) : 50 centim. cubes.

Injection le 24 juillet de l'extrait de ce liquide à une petite grenouille (une seringue).

La mort n'est pas survenue.

3° Urine du 11 juillet : 50 centimètres cubes.

Urée : 10 grammes par litre.

Injection de l'extrait de cette urine, le 14 juillet (une seringue) à une petite grenouille.

Mort en trois quarts d'heure.

Autopsie : ventricule ordinaire, oreillette très dilatée.

RÉFLEXIONS. — *Les liquides d'épanchement de ces divers pleurétiques ont présenté une assez grande toxicité. Il est à remarquer que les liquides retirés de la plèvre après la mort du malade, ou laissés se putréfier au laboratoire n'ont pas été plus toxiques que les autres. L'urine a été assez toxique, bien que dans un cas nous n'ayons rien obtenu. Il n'y a pas un rapport entre son chiffre d'urée et son degré de toxicité.*

Expérience 15

N° 5, salle St-Elisabeth -Louis C. 24 ans, cultivateur entré le 19 juin.

Ce malade, rhumatisant, a eu des symptômes très accusés fluxions articulaires multiples, fièvre intense, retentissement cardiaque de l'affection. Il est sorti très amélioré de l'Hôtel-Dieu, pour se rendre en convalescence à l'hôpital de Longchêne.

1· Urine du 11 juin, 50 centimètres cubes.

Urée : 23 grammes par litre.

Injection, le 19, à une grosse grenouille (2 seringues) de l'extrait de cette urine.

Mort 1 h. 1/4 après l'injection.

Autopsie ; cœur gros.

2· Urine du 20 juin, 50 centimètres cubes.

Urée : 21 g. 50 par litre.

Injection de l'extrait de cette urine (une seringue) à une grosse grenouille, le 23 juin.

Mort en 1 h. 1/2.

Autopsie. Cœur petit.

Expérience 16

N· 4., salle St- Elisabeth. Lucien M. 44 ans, garçon de peine.

Diagnostic : *Rhumatisme subaigu.*

Urine du 10 juillet, 50 centimètres cubes.

Urée : 14 g. 75 par litre.

Injection de l'extrait de cette urine (une seringue) à une petite grenouille, le 18 juillet.

Mort en 15 heures.

Autopsie. Cœur gros.

RÉFLEXIONS. — *L'urine du premier de ces 2 rhumatisants a été très toxique ; celle du second, beaucoup moins. Cette différence est en parfaite harmonie avec les symptômes observés chez les deux malades : symptômes très marqués chez le 1er, chez l'autre singulièrement amendés.*

De plus il y a eu une relation directe entre la quantité de l'urée et sa toxicité.

EXPÉRIENCE 17

Salle Sainte-Marie, 40, Marie D., 47 ans, journalière. Entrée le 25 mai.

Diagnostic : *Carcinôme utérin. Cachexie.*

Urine du 27 juin, 50 centimètres cubes.

Urée : 7 gr. 25 par litre.

1o Injection de l'extrait de cette urine (une seringue) à une petite grenouille, le 11 juillet.

Mort en un 1/4 h.

Autopsie : cœur normal.

La grenouille a montré une augmentation manifeste de l'excitabilité.

2o Injection de ce même extrait, le 12 juillet, à une petite grenouille 1/2 (seringue).

Mort en 1/2 h., après *exagération de l'excitabilité.*

Autopsie : cœur gros, ventricule énorme.

EXPÉRIENCE 18

Salle Sainte-Marie, 42. Marie G., tisseuse, 50 ans, entrée le 21 mai.

Diagnostic. — *Tumeur cancéreuse du col utérin. Anémie. Cachexie.*

Urine du 28 juin, 50 centimètres cubes.

Urée : 6 gr. 75 par litre.

1o Injection de l'extrait de cette urine le 11 juillet à une petite grenouille (une seringue.)

Mort en 1/4 h.

Autopsie : cœur un peu gros.

2o Injection de ce même extrait (1/2 seringue) à une petite grenouille.

Mort en 1/2 h.

Autopsie : cœur gros.

EXPÉRIENCE 19

Salle Sainte-Elisabeth, n° 9. Jean L., 63 ans, ouvrier, entré le 3 juillet.

Diagnostic : *Rétrécissement cancéreux du rectum.*

Urine du 25 juillet, 50 centimètres cubes.

Urée ; 15 gr. par litre.

1° Injection, le 1er août, de l'extrait de cette urine, à une petite grenouille (une seringue).

Mort en 1 h.

Autopsie : cœur très gros.

2° Injection du même liquide (environ une seringue) concentré de telle sorte qu'un centimètre cube correspond à la dose d'urine contenant 0,40 centigrammes d'urée. Cette injection est faite le 2 août à une petite grenouille.

Mort en 1 h.

Autopsie : cœur très gros.

RÉFLEXIONS. — *L'urine de ces 3 malades cancéreux a été extrêmement toxique. Il est curieux de remarquer que les extraits des urines des deux femmes (nos 40 et 42) ont donné des résultats littéralement identiques.*

Expérience 20

N° 43 salle Sainte-Marie. Benoîte W. 25 ans, lisseuse, entrée le 30 mai.

Diagnostic : *Néphrite chronique. Albuminurie.*

Urine du 19 juin : 50 centimètres cubes.

Urée : 7 gr, 75 par litre.

1° Injection le 26 juin de l'extrait de cette urine (2 seringues) à une petite grenouille.

Mort en 3/4 h.

Autopsie : cœur gros, énorme.

2° Injection de la même urine, le 27 juin, à une petite grenouille (une seringue).

Mort en 10 h.

Autopsie : cœur un peu gros.

Expérience 21

Salle Ste-Elisabeth, no 14. Antoine G., 23 ans, boulanger entré le 3 juin.

Diagnostic : *Néphrite chronique. — Albuminurie.*

Urine du 19 juin : 50 centimètres cubes.

Urée : 13 gr. 75 par litre.

1° Injection, le 26 juin, de l'extrait de cette urine à une petite grenouille (2 seringues).

Mort en 1 h.

Autopsie : cœur gros, énorme.

La moitié du liquide injecté a été retrouvée, à l'autopsie, dans le sac dorsal.

2o Injection, le 27, du même liquide à une petite grenouille (une seringue).

Mort en 5 h. — *L'excitabilité a été augmentée.*

Autopsie : cœur normal.

Experience 22

Salle Sainte-Elisabeth, no 39. Marius L. 22 ans, sculpteur, entré le 19 juin.

Diagnostic : *Rétrécissement et insuffisance mitrale. — Foie cardiaque. — Ascite énorme. — Asystolie.*

Liquide d'ascite du 22 juin (après paracentèse) 100 centimètres cubes.

1o Injection de l'extrait de ce liquide, le 29 juin, à une petite grenouille (une seringue).

Mort en 2 h.

Autopsie : cœur petit.

2o Urine du 20 juillet : 50 centimètres cubes.

Urée : 22 gr. 50 par litre.

Injection de l'extrait de cette urine, le 25 juillet, à une grenouille (une seringue).

Mort en 1 h. 1/4.

Autopsie : cœur ordinaire.

La grenouille a présenté une exagération à l'excitabilité.

3o Injection du même liquide (environ une seringue) concentré de telle sorte qu'un centimètre cube correspond à la quantité d'urine contenant 0,40 centigrammes d'urée.

Cette injection est faite le 26 juillet à une petite grenouille.

Mort en 3/4 h. *après exagération de l'excitabilité.*

Autopsie : cœur petit.

4o Urine du 23 juillet : 50 centimètres cubes.

Urée : 22 gr. 50 par litre.

Injection de l'extrait de cette urine (une seringue) à une petite grenouille, le 25 juillet.

Mort en 1 h. 50 m.

Autopsie : cœur petit.

5o Injection du même liquide (une seringue) concentré de telle sorte qu'un centimètre cube correspond à la quantité d'urine contenant 0,40 centigrammes d'urée.— Cette injection est faite le 26 juillet, à une petite grenouille.

Mort en 1/2 h.

Autopsie : cœur gros.

6° Nous avons fait une expérience avec un liquide d'épanchement ascitique du 23 juillet : nous n'avons pu obtenir de résultat.

Expérience 23

Salle Ste-Elisabeth, n° 41 Pierre N. 27 ans, boulanger. Entré le 12 juillet.

Diagnostic : *Rougeole.*

(L'urine a été prise à une période où le malade avait beaucoup de fièvre).

Urine du 16 juillet : 50 centimètres cubes.

Urée : 25 grammes par litre.

1° Injection de l'extrait de cette urine (une seringue) à une petite grenouille, le 21 juillet.

Mort en 1/2 h.

Autopsie : cœur gros.

2° Injection du même liquide (une seringue) concentré de telle sorte qu'un centimètre cube correspond à la quantité d'urine contenant 0,40 centigrammes d'urée.

Cette injection est faite le 22 juillet à une petite grenouille.

Mort en 1/4 h.

Autopsie : cœur gros.

Expérience 24

Joseph D. 36 ans, cultivateur. Entré le 14 juillet.

Diagnostic : *Diabète sucré* (*cachectisant*).

Urine du 19 juillet : 100 centimètres cubes.

Urée : 6 gr. 50 par litre.

1° Injection de l'extrait de cette urine, le 24 juillet, à une petite grenouille (une seringue).

Mort en 2 h.

Cœur normal.

2° Injection du même liquide (une seringue) concentré de telle sorte qu'un centimètre cube correspond à la quantité d'urine contenant 0,40 centigrammes d'urée.

Cette injection est faite le 25 juillet, à une petite grenouille.

Mort en 1 h. 1/2. (*excitabilité augmentée*)

Autopsie : cœur normal.

3° Urine du 23 juillet (acétone) 100 centimètres cubes.

Urée : 9 gr. 75 par litre.

Injection de l'extrait de cette urine (une seringue) à une petite grenouille, le 25 juillet.

Mort en 2 h. 1/2. (*Excitabilité augmentée*)

Autopsie : cœur gros.

4° Injection du même liquide (une seringue) concentré de telle sorte qu'un centimètre cube correspond à la quantité d'urine contenant 0,40 centigrammes d'urée. Cette injection est faite le 28 juillet à une petite grenouille.

Mort en 2 h.

Autopsie : cœur petit.

Nous avons supprimé de ce chapitre un certain nombre d'expériences qui nous paraissaient entachées d'erreurs imputables à l'acide tartrique.

Nous n'avons usé, dans notre procédé opératoire, qu'avec beaucoup de circonspection, de cet agent chimique. — Quelques gouttes de la solution alcoolique étaient versées, après l'acétate de soude, dans les urines traitées, mais *seulement* jusqu'à réaction acide du milieu.

Le papier de tournesol nous indiquait exactement le moment précis où l'addition d'acide tartrique était suffisante.

Malgré ces précautions, il nous est plusieurs fois arrivé d'observer sur les grenouilles les symtômes de l'empoisonnement par cet acide. (diminution de l'excitabilité, aplatissement presque immédiat de la grenouille qui ne peut plus se soutenir sur ses membres, tétanisation, parfois opisthotonos. — Mort rapide).

Ces cas particuliers d'empoisonnement, qui sortent absolument du cadre de notre étude, ont été soigneusement écartés de notre chapitre expérimental.

IV

CHAPITRE MÉDICO-LÉGAL

La question des substances toxiques des urines, qui nous occupe, intéresse, par un de ses côtés, le médecin légiste. Ces substances peuvent peut-être se trouver en proportion notable dans les viscères, accrues dans divers états pathologiques.

Supposons, pour un instant, qu'une personne soit frappée d'une mort rapide, sans cause appréciable, avec des symptômes voisins de ceux d'un empoisonnement : la chose est arrivée. Le médecin commis comme expert ne devra jamais s'en tenir à l'épreuve dite *physiologique :* je veux dire qu'il ne devra en aucun cas se contenter de traiter les liquides extraits des viscères, de les injecter sous la peau des chiens, des lapins, etc..., puis de conclure de l'empoisonnement des animaux à celui du sujet qui fait l'objet de l'expertise.

S'il est déjà difficile de déceler, par l'analyse chimique, les poisons alcaloïdiques ingérés, et si le chimiste doit se montrer très réservé à moins de réactions franches, typiques, au-dessus de toute contestation, et qui empêchent la confusion avec les ptomaïnes du cadavre, le médecin expert doit être, lui aussi, très prudent. Nos expériences ont démontré que l'épreuve *physiologique* n'a que peu ou pas de valeur, qu'on ne doit lui accorder qu'une confiance très limitée.

CONCLUSIONS

1° Il existe dans l'urine humaine des principes toxiques dont une partie est à l'état d'alcaloïdes.

2° Ces principes sont en quantité variable et leur proportion est très influencée par divers états morbides.

3° Dans un bon nombre de cas, il semble qu'ils soient en quantité d'autant plus grande que l'urine renferme davantage d'azote ; mais il s'en faut de beaucoup qu'il y ait un rapport nécessaire entre la teneur d'une urine en azote, et sa toxicité.

4° En général l'injection sous-cutanée de l'extrait correspondant à 10 centimètres cubes d'urine tue une petite grenouille en peu d'heures ; mais nos expériences n'ont pas été assez nombreuses pour que nous puissions indiquer d'une façon précise dans quels états morbides la toxicité est la plus grande.

5° Quelquefois les animaux ont présenté une augmentation au moins passagère de l'excitabilité.

www.ingramcontent.com/pod-product-compliance
Ingram Content Group UK Ltd.
Pitfield, Milton Keynes, MK11 3LW, UK
UKHW021000220726
13924UKWH00002B/812